Cómo se le dice adiós
a una madre

Pepitas de calabaza s. l.
Apartado de correos n.º 40
26080 Logroño (La Rioja, Spain)
pepitas@pepitas.net
www.pepitas.net

ISBN: 978-84-10475-20-2
Dep. legal: LR-457-2025

Primera edición, mayo de 2025
Segunda edición, septiembre de 2025

Uxue Razquin Olazaran

Cómo se le dice adiós a una madre

«Queridísima *amatxo*; corazón, cariño y no sé qué más»

Un fragmento es algo difícil de romper. De ahí su permanencia. Casi todo lo que sabemos de otro tiempo ha llegado a nosotros en forma fragmentaria: lo incompleto es casi condición de sentido. [...] construimos sobre restos. Historias, lenguajes, vidas.

Saber, recordar, imaginar, todo es completar ese espacio vacío. Porque el fragmento indica lo que falta sin quedar atrapado.

Ernesto Hernández Busto,
La ruta natural

[...] Orain hobeto ulertzen dut
besteen heriotzen zama
aspaldi jasaten daramatenen
oinaze nagia:

bizi direnen presentzia
gure bistatik aldentzen diren ahala
lausotzen baita,
soinean daramatelako
eta haiexek direlako
haren erantzule bakarrak [...]*

Jokin Erkoreka,
Banda

---

* Ahora entiendo mejor / el desconsuelo perezoso / de quienes
llevan tiempo aguantando / el peso de las muertes de otros:
/ la presencia de los vivos se desvanece a medida / que se
alejan de nuestra vista, / porque la llevan puesta y / ellos son
/ sus únicos responsables.

Yo CAVO ASÍ: sin uñas
con la cara sucia y las manos extendidas hacia nada

cavo aunque sé que esta tierra no tiene fondo
cavo porque sé que esta tierra no tiene fondo

cuando me canso salgo a la superficie
sacudo mi ropa
e invento una historia que explique
el barro que queda entre mis dedos

Irati Iturritza Errea,
Brazos cortos

«¿Por qué le hablas si no te oye?», pregunté. Ella solo me miró y eso hizo que me enfadara. «¿Por qué le hablas si no te oye?», repetí cuando se acercó a mi madre. Buscaba pelea. «Porque ella sigue aquí y se merece el mismo trato que las demás. Y a nosotras nos ayuda; de lo contrario sería muy difícil entrar en la habitación», me explicó con paciencia. No quería compasión. «No le queda mucho», dije levantándome del sillón. Crucé los brazos, rodeé mi llanto con una cuerda, hice un nudo y apreté. «No le queda mucho», insistí. Apreté con cien manos.

Una serpiente había mudado de piel, dejando atrás a mi madre: vieja, inútil, desechable. Si despertara no podría moverse, pensé. No podría incorporarse, apartar la sábana, salir de la cama, abrir la puerta, cruzar el pasillo, bajar a la planta cero en ascensor, salir por la puerta principal, llegar a casa después de un trayecto de veinte minutos andando. Las pieles no caminan. Solo se agrietan, se pudren. Mi madre se estaba pudriendo. Era un espectáculo grotesco y no podía dejar de mirar; me reconfortaba su respiración ruidosa, quejosa, y al mismo tiempo me sacaba de quicio. Ella seguía ahí. ¿Por qué? ¿Por qué tenía que alargarlo tanto?

«¿Suelen tardar mucho después de dormirlos?», pregunté. «¿A qué te refieres?», me contestó seria la enfermera. «Que si tardan mucho... en irse», dije, bajando la voz, avergonzada. «No pienses en eso ahora». La enfermera se despidió de mi madre, «adiós, bonita», y le prometió que volvería por la noche, «volveré por la noche para ver cómo estás». Me senté de nuevo en el sillón. Desde una esquina de la habitación, con el llanto desmayado, miré la cama vacía.

Un día después de presentar mi Trabajo de Fin de Grado, con veinticinco años, me enfrenté a un cáncer que no era mío. A una sentencia de muerte. De estudiante a cuidadora. De los bolígrafos a las inyecciones de heparina. Del autobús a la ambulancia. De la mochila a la silla de ruedas. De los exámenes a los análisis. Preguntas de opción múltiple. CA 15-3. CA 27-29. Nuevo léxico: Biopsia. Carcinoma. Radioterapia. Quimioterapia. Tumor. Metástasis.

Un lenguaje que antes desconocía ahora sostenía mi casa. Reconocí aquellas palabras que hasta entonces habían pertenecido a otros: llegaron con una fuerza renovada, se arremolinaron y se desataron en mi interior; se levantó el viento. Las palabras cambiaron sin aviso, lo que me rodeaba desapareció: *puf*. Los dibujos animados lo hacen así: antes estaba aquí y ya no está, bomba de humo, y luego se disipa. Un truco de magia, saca un conejo de la chistera, ¿cómo lo ha hecho?

El hospital se convirtió en nuestra casa. Estrenamos las palabras de forma vacilante; las decíamos en alto, recogidas en un conjuro, había que hacerlo para entrar al nuevo mundo. Salían de la tripa, del mismo sitio que el llanto. La importancia de nombrar lo que nos da miedo.

Una habitación con eco.

Tenemos la costumbre de tapar el cuerpo y ponerlo bajo tierra. Si no, sería muy duro. No podríamos sacarlo a la mesa como un filete caducado; imagina el olor, el color grisáceo... ¿Qué hacemos con él? Sabemos cómo se pudre un cuerpo. No lo hemos vivido, pero nos lo han contado, lo hemos leído. ¿Cuánto tarda la descomposición? Y la de mi madre, ¿cuánto tardará?

Tuve que mirar dentro de la caja cuando nos enteramos, por casualidad, de que mi madre ocultaba una herida en el pecho: una abertura irregular. Supuraba. Era negra. Jamás había visto algo tan poco humano. De ahí podía salir cualquier cosa. Ella no dijo nada, se quedó impasible, parecía que la tuviera desde siempre, como una mancha de nacimiento. Hacía años que convivía con la muerte.

El día que nos enteramos de que tenía cáncer de mama, mi hermana y yo estábamos con ella, sentadas en su cama, una a cada lado. La habíamos ayudado a ducharse; desde hacía semanas no podía casi ni andar ni mantenerse erguida, estaba blanca, comía muy poco. Decía que era por la ciática; lo aceptamos sin preguntar, no tenía por qué mentir, conocía de sobra ese dolor. Cuando la sacamos de la ducha entre las dos, se tapó las tetas por pudor. Después de rodearla con el albornoz y ajustarle el cinturón, la dejamos en la cama. Mi madre nos pidió que nos diéramos la vuelta; entre lágrimas, pedía privacidad. Intentó ponerse el sujetador; los huesos no le daban más. Mi hermana entonces se dio la vuelta y lo vio. Empezó a llorar a golpes. Yo me mareé cuando miré fijamente el agujero del pecho. No me dieron asco ni la herida ni la sangre —en ese momento creí verla, aunque no sé si un tumor sangra—. La herida era la prueba de que mi madre ya no iba a dejar la puerta entreabierta en un ángulo concreto, de que no iba a comprarme un bollo suizo con una chocolatina dentro para merendar, de que no iba a leer más conmigo. Iba a perderla; ese agujero la iba a engullir. Yo no quería despedirme. ¿Cómo se le dice adiós a una madre?

No QUERÍA ver a mi madre. Por eso cerraba los ojos. Los cerraba para poder rescatar recuerdos habitables y cambiarlos. Quería deshacerme de lo que tenía enfrente: de las paredes blancas, de la cama ortopédica, de su cara llena de surcos, de su pelo lacio, de los brazos que ya no podían abrazar —cuando se doblaban, caían, pesados, a los lados, como pedruscos que se desprenden—. De ese olor irreconocible, nauseabundo, que se lo había robado a alguien. De los vómitos, de los delirios. De los buenos días, buenas tardes, buenas noches de las enfermeras, de las médicas, de las auxiliares, de las limpiadoras.

Del tumor. De la enfermedad.

Frágil, sin voz.

No tocar. Prohibido hacer fotos.

La sentencia fue clara: «Le quedan seis meses». Los médicos fotografiaron el cáncer de mi madre; un tumor sin tratar creciendo en el pecho debe ser, para ellos, una especie de santo grial. Entró primero uno, luego otra. Más tarde un grupo de cinco. A mí me prohibieron el paso. «Esto no lo habíamos visto nunca», dijo el primero que salió, sin detenerse a pensar en qué cara debía ponerme. «Solo en casos de monjas de clausura», añadió. Yo solo asentía. «Lo que no sé es cómo ha aguantado el dolor». Yo tampoco. «Tiene un cáncer en estadio cuatro con metástasis ósea. Ha llegado aquí con una hipercalcemia. Tiene varios huesos rotos». ¿Qué? «¿No lo sabías?». No. «¿Qué raro, verdad?». Rarísimo. La sala tenía las puertas de un *saloon*, como en las películas del oeste.

Me fui a casa, y, de camino, me sobraban los edificios, los parques, el color de la noche. No quiero pegar más recortables. Solo pensaba en llevarle una cebolla partida y ponérsela cerca de la cama del hospital; la cebolla tiene muchos beneficios, ella nos lo decía a nosotros cuando enfermábamos.

Mi madre se estaba rompiendo a cachos, había escombros rodeando su cama. Le pedía permiso para agacharme y empezar la faena: los recogía con parsimonia e intentaba colocarlos tal y como estaban, recreando la figura que yo conocía; un puzle de mil piezas. La miraba de reojo, no hablaba. Yo tampoco. Pienso en las veces que ha compartido secretos conmigo desde que yo era pequeña. Se le pasó el más importante, el que valía una vida. Me enfadó que lo ocultara, pero a alguien que va a morir no se le puede echar nada en cara.

Leía en el sillón, ella miraba el techo. A veces, una breve conversación: «¿Te duele?». «No». No se podía hablar de la enfermedad ni mencionar el cáncer; ninguno, pero mucho menos el suyo. Mi madre estaba ahí por otra razón: «Me están arreglando los huesos», decía. Teníamos que negarlo delante de ella, hacer una pantomima, un teatrillo. Aquí no hay nada que ver; no se paren, circulen.

PIENSO MUCHO en el cuerpo transformado de mi madre; una teta y media; una estatua, un busto que llora, con una lágrima esculpida que solo se ve si te acercas lo suficiente. ¿Cómo no temer una enfermedad que ya se conoce? Creo que mi madre se asustó cuando sus dedos encontraron otro bulto. Cabizbaja, derrotada, porque ya se veía curada, inmortal. Tres años de tregua. Las lágrimas, gordas, pesadas. Me podía ver en ellas.

Nos lo dijo enseguida, en cuanto su dedo índice tocó la axila, extraño, pero ya suyo, como si solo el hecho de avisar pudiera retrasar lo innegable. «Bueno, quizá sí, quizá te curas, *ama*, del primero lo hiciste».

«Probablemente tengamos que empezar con la quimio, este tumor es más agresivo». «¿Aún más?». «Sí, este es el famoso triple negativo», lo escucho y me lo imagino escrito con las letras de los cómics de superhéroes. El malvado triple negativo. Todos conocen su perversidad. Mata en cinco meses.

Cuando dije «hasta donde se pueda», estaba cavando el agujero para enterrarte. En el jardín del hospital, cerca del parking. Por las noches, una vez que te dormías, cuando las luces ya estaban apagadas, salía de la habitación con la pala en la mano. La guardaba en el armario junto a los pañales, el neceser, el albornoz, la toalla. Manchada de tierra, te mentía, te decía «hasta donde se pueda», pero yo quería decir otra cosa, quería decir «no quiero venir a pasar las noches; tienes más hijos, ¿por qué no pueden venir ellos?»; quería decir «no me despiertes»; quería decir «por qué lo alargas, por qué no te vas».

Después de cavar el agujero, volvía arrastrándome por el suelo, con las manos rojas. Tenía una pelota de goma taponando la garganta. Tú me mirabas con unos ojos que en los últimos días se habían comido tu cara; eras un animal disecado y no me decías nada —no sé si tenías la boca cosida o ya no reconocías a la persona que se arrastraba por la habitación—; estabas muy ocupada buscando el cargador del móvil en tu pañal.

Yo solo quería dormir contigo, como cuando era pequeña y me acurrucaba a tu lado porque tenía miedo a la oscuridad. «Me tengo que ir, chiqui. ¿Te dejo la puerta así?», decías. El ángulo era importante y variaba según mi estado de alerta. «No, no te vayas», te pedía yo. En la oscuridad todo pesa más, una tonelada, como tu cuerpo sin vida, pensé. Estaba convencida de que te marcharías por la noche. Un muerto no camina de día. Me estaba adelantando, de tu nariz todavía salía aire. Lo comprobé. Puse el dedo. Sí, todavía salía aire.

Hace una semana que empecé a cavar este hueco para ti; cogí un metro de casa, de la caja de herramientas —una caja de zapatos descolorida donde también guardamos los destornilladores, las pilas gastadas, los mecheros vacíos—, sin que nadie se diera cuenta. Anoté los números, como si estuviera yendo a una tienda a comprar un frigorífico con las medidas apuntadas en un Post-it. Empecé a cavar con las manos de forma descontrolada —solo al principio, luego se me ocurrió comprar una pala— cuando nos dijeron que no podíamos hacer nada por ti: ni ellos ni nosotros. Nadie. Nadie. *Nadie.*

«Tiene la cabeza llena de tumores. Lo siento». Recibí ese «lo siento» desde lejos, distorsionado, como cuando en un día de playa, con la cabeza sumergida, alguien grita que ha visto algo extraño en el agua. Dije «vale» como si estuviera cerrando un trato importantísimo. «Tiene la cabeza llena de tumores». Vale. «Tu madre se muere». Vale. «Está sufriendo mucho». Vale. «Ha dejado de comer». Vale. «Estas horas van a ser muy duras». Vale. «Morirá». Vale. «Lo siento». Vale. Vale. Vale. *Vale.*

En ese primer contacto con la tierra, me desviví para hacer un agujero perfecto. Utilicé mi boca para agrandarlo, tragué tierra para que no se amontonara a los lados. No quería dejar ninguna pista. Fui constante, no descansé ni para mirarme las llagas a punto de reventar; las manos me escocían, pero seguí, concentrada, sin que me importara quedarme sin ellas. Lo conseguí. De noche, los pájaros no te distraen tanto.

TATIANA TIBULEAC escribe: «Había empezado el final, pero, ¿cómo íbamos a saberlo? Eso no puedes saberlo jamás». Yo sí. Yo lo supe. En el hospital, en su última semana, mi madre empezó a hacer mímica por las noches; movía los dedos como si echara sal a la ensalada y registraba su pañal a menudo. También intentaba levantarse a pesar de que era físicamente imposible que se sostuviera. Susurraba que se iba, que se iba lejos. Y esta vez no iba a llevarme con ella.

Me di toda la prisa que pude: cogí su mano con la fuerza de un clavo cuando traspasa la madera; era la forma que tenía de mantenerla en este mundo. Después la tomé en brazos, no pesaba nada, no me costó cargar con ella. La llevé al jardín, como estaba previsto. Los pájaros, mudos, miraban muy atentos la ceremonia improvisada —no pestañearon ni una vez—; algunos se posaron en las ramas de los árboles, otros en el suelo, alrededor del agujero. Miraban dentro. La cubrí con tierra. Esa noche llovió. Volví al hospital empapada. Me eché en su cama, tapé mi cuerpo con las sábanas —tan ásperas como si tuvieran escamas—; se humedecieron rápidamente y se pegaron a mí. Se reblandecieron un poco, eran papel mojado. La almohada todavía olía a ella. Inspiré fuerte. Volví a inspirar. Nada. Quería tragármela.

CUANDO SUPO que iba a morir, mi madre sonrió. Le dijeron: «Tu cabeza está llena de tumores». Fue un gesto de alivio o una mueca. Por fin. Mi madre, lúcida —de día los pájaros cantan más—, en la cama, no podía mover los dedos de los pies. Los médicos nos dejaron a solas. Creo que ella reflexionaba o hacía un repaso de su vida, en silencio; eso que te dicen y que es un mito —o no, no sé—, que toda la vida pasa como si fuera un gran álbum de fotos. Me pregunto qué fotos habrían elegido para el pase especial de mi madre. Me habría gustado estar en la proyección.

Entonces llegó mi padre. No sé qué pensó en ese momento, no sé cómo elaboró el discurso ni si lo preparó a conciencia, pero cuando llegó a la habitación, mi madre le soltó con el aplomo del que sabe que no tiene nada más que perder: «Que voy a ir a ver a san Pedro». Lo dijo como si se fuera de excursión. Mi madre era atea, así que me sorprendió que lo dijera, pensé que era otra alucinación.

Esperé a que mi padre saliera de ese embrollo. Él es creyente, entendió la referencia al instante y se rio. Mi *aita* cerró la puerta y llegó hasta ella. No se quitó el abrigo, solo bajó la cremallera. «¿Y qué le vas a decir?», le preguntó. «Pues que me abra la puerta».

Mi madre volvió a sonreír y mi padre le siguió la corriente. Tras el anuncio de la muerte que se acercaba a zancadas, yo era la única que lloraba en esa habitación y la única que no debió entender absolutamente nada de lo que estaba pasando. Estaba fuera de esa complicidad. Pensaba que la muerte no aceptaba esos tratos, pensaba que solo se permitía la solemnidad, que había gestos que estaban terminantemente prohibidos, como hacer chistes o reírse. La muerte no nos puede ver así.

Recogería a mi padre más tarde, cuando mi madre hubiera cerrado con suavidad la puerta tras ella.

Fue a finales de noviembre. Después de una semana en la que pasé las noches con ella en el hospital —así lo pidió ella: quería a su pequeña, a nadie más, *mi chiquitica*—, por fin pude irme a casa; mi hermano se quedaría a pasar la noche. Me tomé una pastilla para poder dormir y me metí en mi cama, entre las sábanas frías, aliviada por no tener que estar a su lado, por no tener que escuchar su respiración, sus alucinaciones. Me dormí hasta que recibí una llamada de mi hermano, de madrugada. «Ha muerto. Se ha muerto. Venid aquí. Estoy solo». No lo escuché llorar, así que yo tampoco lloré. Al colgar, pensé en cómo iría, a esas horas, a la cama de mi padre; despertarlo para decirle que su mujer había muerto, que nos habíamos quedado sin madre, *que nos habíamos quedado sin madre*.

Me acerqué sin hacer mucho ruido; no encendí las luces, pensé que sería más fácil decírselo sin verle la cara. Lo toqué, lo zarandeé del brazo que quedaba fuera. Antes de que abriera los ojos y se asustase, dije: «*Ama* ha fallecido. Vístete, tenemos que ir al hospital». No me contestó, creo que aguantó la respiración y se sumergió en el agua. Yo me escapé y dejé que se revolviera en su dolor.

Llamé a un taxi. Llegó en menos de cinco minutos. No había urgencia; pensé en lo inútil que era que todo tuviera que ser inmediato. Nuestra madre esperaría. Aun así, me vestí deprisa; me puse un jersey encima del pijama y las zapatillas de hacer deporte. El abrigo lo llevaba en la mano. Esperé a mi padre en la entrada; se había vestido como para asistir a un funeral, incluso se había echado colonia. Yo ni siquiera me había lavado la cara.

Tenía miedo de mirarle, de hablarle. De repente no podía relacionarme con alguien que estaba viviendo una ausencia que era la misma —¿la misma?— que estaba sufriendo yo. La pérdida que compartíamos nos alejó de inmediato. Éramos dos extraños que no sabían cómo accionar la vida: no sabíamos abrir una puerta, encender una luz, ponernos un abrigo. No recordábamos cómo se llora, cómo se respira. Habíamos olvidado todo aquello que surge de forma inconsciente. En ese momento creí que, cuando dejáramos atrás el edificio, nuestra casa se vendría abajo, dejaría de existir. Como nosotros.

El viaje duró diez minutos. Lo hicimos en silencio. Yo no llevaba dinero, así que me di la vuelta para pedirle a mi padre que pagara. Lo vi con la mirada clavada en el suelo y fui incapaz de decirle nada. El taxi nos dejó en la puerta del hospital, mi padre pagó. El taxista, entonces, comentó: «Espero que vaya bien». Me reí. Le dije que ya estaba muerta. Más tarde, tendría que agrandar el agujero que había hecho en la tierra para que cupiéramos todos, en el parking, donde los pájaros no cantan.

Mi madre esperaría.

No sé por qué corrimos por los pasillos del hospital, no sé por qué llegamos a su habitación sin aliento. Mi padre se quedó atrás en el último tramo antes de llegar a la puerta trescientos diecisiete, donde nos esperaban mi hermano y mi cuñada. Estaban rojos, hinchados. Yo me eché a los brazos de mi cuñada. Entonces escuché el llanto de mi padre. Era la primera vez que lo oía. Estaba abrazado a mi hermano, que también lloraba. Pero lo hacía distinto, como contenido: con lágrimas gordas, el ceño fruncido y la mandíbula apretada.

Esperamos a que llegara mi hermana. Pregunté si podíamos ver a mi madre. Otra vez la urgencia. Alguien

—quiero decir, alguien de mi familia— me dijo que luego nos podríamos despedir; de uno en uno, como si fuéramos a confesarnos. Entonces llegó mi hermana, la última columna en caer de un edificio en llamas. El pasillo no era un pasillo, sino una línea de un cuaderno, una cuerda muy fina por donde perder el equilibrio y caer. Estábamos solos, aislados. Yo miraba fijamente la puerta y solo deseaba que mi madre saliera con el camisón del hospital puesto, con los pies descalzos, diciendo «qué hacéis con esas caras».

Llegó mi turno y dudé. No estaba preparada para ver un cadáver. Llamé a la puerta, toc toc, aunque no tenía sentido. Entré muy despacio. Ella, un saco de piel y huesos, estaba abrigada con una sábana. Tenía los brazos fuera. Le habían quitado la alianza de la mano izquierda.

Hacía frío. Quise abalanzarme, pero me quedé quieta: quería recordar ese momento, me parecía importante guardarlo en mi memoria. Tienes que recordar cómo acaba la historia.

No puse la oreja en su corazón como hacen en las películas. La miré y me di cuenta de la gravedad: había perdido el recuerdo de su voz, como si de repente alguien hubiera desenchufado una pantalla. Solo necesitaba escucharla. Solo quería que me hablara.

Toqué la piel; el brazo, lija. Me senté en una silla cerca de la cama. Cogí su mano, la rodeé con las mías.

Empecé a llorar. Iba a tocarme enterrarla, echarle tierra en los ojos. ¿Cómo saco tu cuerpo sin que se enteren? Entonces la llamé, bajito: «*Ama, ama, ¿me oyes?*». Me acordé de cómo se acercaba a mi cama para despertarme cuando era pequeña. Qué delicadeza: sin encender las luces, de puntillas. Con una sonrisa. Me cogía la mano, me acariciaba la cara.

Le dije que era hora de irse. No contestó. Volví a llamarla. «*¿Ama?*». Me dolía mucho el pecho. Por los brazos me subía una fila de hormigas que llegaba hasta la cabeza.

Siempre contestaba. Mi madre siempre contestaba.

En mi casa, el uno de enero es la Orquesta Filarmónica de Viena, la televisión de la cocina a todo volumen, mi madre comiendo centollos que sobraron de la cena de Nochevieja —cuando chupa las patas y saca el jugo no puede evitar hacer ruido, pero se lamenta, no quiere que nada moleste a los músicos—. Es el paté, ennegrecido, untado ceremoniosamente en un pan minúsculo con pasas; es mi madre pidiendo silencio cada vez que entramos en la cocina a por un vaso de agua para quitarnos la lengua de zapato que se nos ha quedado a todas. Es su forma de empezar el año, con un cigarro en la mano y las sobras de solomillo calentándose en el microondas. El uno de enero es la Orquesta Filarmónica de Viena tocando en la cocina y mi madre sentada en la silla a dos centímetros de una pantalla pequeña, aplaudiendo como si estuviera allí, en la Sala Dorada del Musikverein.

Mi madre cierra la puerta. Se mueve mecánicamente hacia mí; estoy sentada en una de las sillas de la cocina, haciendo unos ejercicios de matemáticas. Me sorbo los mocos y barro con la lengua las gotitas saladas que se me han quedado en el labio superior. No me gusta que sigan cayendo, como cuando llueve mucho y se precipitan desde un toldo, o desde un paraguas. Mi madre se sienta a mi lado. «¿Me cuentas?», me pregunta. «No sé hacerlo», respondo. Pero no me refiero a las ecuaciones. Ella lo sabe, lo entiende, por eso aparta el cuaderno y me abraza. Es pequeña, muy delgada, pero hoy sí, hoy puede conmigo. Empezamos a elevarnos, las dos juntas; hay manos que intentan tirarnos hacia abajo. No las reconozco. ¿Adónde me llevas, *ama*? Cierro los ojos —*fasten your seat belt*—, me estoy mareando. No me dejes caer.

Allí abajo están los que quieren hacerme daño.

Una foto. Mi madre con los brazos en jarras y los pies hundidos en la arena, vigilándonos desde la orilla con la mano derecha haciendo de visera. Nosotros jugamos con una pelota en el mar, no hay muchas olas. Hace calor y la arena quema y los ojos pican. Salgo para hacerle compañía. Me sonríe cuando me quedo a su lado. No me dice nada. Vuelve la cabeza hacia el mar. No cierra los ojos, no se mueve. El mar toca las puntas de los pies y le ofrece unas conchas que no tardará mucho en recoger. Luego podremos hacer colgantes con ellas, pero eso será más tarde, cuando lleguemos a la orilla sanos y salvos.

Me pasa la mano por los hombros, me atrae hacia ella. No le importa que esté mojada. Me quedo pegada.

Otra foto. Mi madre en el mar, nadando a braza con la cabeza muy erguida para que las olas no le toquen la cara. La sonrisa flota. Nosotros estamos a su lado, la hemos rodeado. Se ha curado, eso le han dicho. Lo está celebrando. Nada y no se cansa. Después de diez minutos, entre tres la sacamos del agua. Se tumba en la hamaca. «Lo has hecho muy bien», le digo. «Lo he hecho», lo repite, pero no me lo está diciendo a mí. Quiere que le saque una foto con el mar de fondo. La ayudo a levantarse. Lleva un bikini colorido —granate, amarillo, naranja—, tiene los brazos en jarras y los pies hundidos en la arena.

LA SACARON de la habitación en una camilla. Todos, en fila, miramos la procesión, sin vítores, sin caramelos. La seguimos con los ojos, pero no nos movimos del sitio. Yo levanté la mano como para decirle adiós, pero enseguida la escondí. Dije en alto: «¿Desayunamos?». Asintieron. Fuimos a la cafetería del hospital, pero estaba cerrada. Claro, eran las cinco de la mañana. En la planta baja había unas mesas y varias sillas rodeándolas, cerca de unas máquinas expendedoras y una de café. «Nos tendremos que conformar con esto», dije. Hicimos mucho ruido; las sillas chirriaron, los asientos crujieron. El coro de corazones nos delató; el hombre que en ese momento limpiaba el suelo, subido en esa máquina que pulía el piso —o a un tanque con un cañón apuntándonos al pecho—, nos miró fijamente, observaba el cuadro recién pintado sin decir nada, quizá molesto, puede que perturbado. Saqué el desayuno del envoltorio de plástico.

Empezamos. Nadie dijo nada, o quizá sí. Nos sentamos como si fuéramos a jugar al mus. El café no era café, las galletas no eran galletas. Nos estábamos comiendo los unos a los otros; nos comíamos nuestra rabia, nuestra tristeza, nuestro llanto, nuestro desamparo. No nos llenaba, no nos saciábamos. Como cuando las actrices simulan que comen sopa encima del escenario; se llevan la cuchara vacía a la boca, mueven un poco la no-sopa en la boca, mastican y hacen como que tragan. Y les cuesta tragar.

Bueno, chicos, y ahora, ¿qué?

Hay días en los que no la recuerdo, como si nunca hubiera existido. Luego, vuelta a la rutina que no tiene nada de corriente: abrir la puerta de casa y no encontrarla; ver madres por la calle, que realmente se parecen a la mía: que tienen el mismo pelo, la misma estatura, que son ella, que son ella hasta el punto de gritar «*ama*», y que se giren y que te miren desconcertadas, «te has confundido, bonita»; mirar la lista de contactos de Whatsapp: AmaAAA —un grito para sordos—. Lo peor es acordarse. Mirar la silla vacía. Hablar en pasado: mi *ama* es... era. Último mensaje: *De camino al hospital. Enseguida llego.*

Los mejores días son aquellos en los que no recuerdo que he tenido madre.

Un día casi te tiro de la silla. Hay un socavón en una calle de camino a casa. Un agujero que todavía no han arreglado. Siempre se me trababa la silla de ruedas. Un día casi te caes, casi te tiro. No había manera de evitarlo; tú me decías que tuviera cuidado y te agarrabas a la silla con las pocas fuerzas que te quedaban. «Cuidado, chiqui, que me tiras». Me lo decías con una sonrisa, pero tenías verdadero miedo a caer. Casi te tiro. No había empujado nunca una silla de ruedas.

Cada vez que paso por esa calle, meto los pies en el agujero. Me detengo, meto la puntera de una zapatilla y después la otra. Sonrío y pienso en tus manos agarrándose a la silla —son garras—, en tu sonrisa desesperada, porque no quieres perderla, no quieres que llegue el día en el que me tengas que decir que ya no puedes sonreír; el cáncer se ha comido tu carne —¿qué más quiere? Te quiere a ti—.

Al llegar a casa preparo una carta al alcalde pidiéndole que nunca arreglen ese agujero: Es importante para mí, señor alcalde, espero que lo entienda. Mi lengua pasa teatralmente por la franja señalada del sobre.

Lo cierro. Le pongo un sello. Meto la carta en el buzón amarillo —han desaparecido casi todos en la ciudad, me ha costado encontrar uno, al final he abierto Google Maps—. De vuelta a casa, revolotea sobre mí un verso de Miren Agur Meabe: «*Oroimenaren eztarria hain da gosetia*».[*]

HAN ARREGLADO mi memorial. Cuando voy acompañada siempre digo: «Ahí se trababa la silla de mi madre». Sonrío a la persona que tengo al lado, no espero respuesta. Solo sigo adelante.

Recordar es como acercarme a un lago, preparar la caña —no sé cómo se hace, no lo he hecho nunca, pero me lo imagino así porque lo he leído en libros y lo he visto en muchas películas—, sentarme en una hamaquita de playa, de anuncio, de rayas, azul y blanca. El sol aprieta mientras tiro la caña al agua; exagero mucho el movimiento, como en los videojuegos. Espero. Después de un rato, me doy cuenta, tristemente, de que no hay nada que pescar. Yo pensaba que este lago estaba lleno de

---

[*]   «Las fauces de la memoria son tan voraces».

peces, eso me dijeron, «aquí nunca faltarán los peces, puedes venir cuando quieras», pero se han ido y yo he venido aquí para abrazarlos, para susurrarles, pero no hay nada, nadie. Vuelvo a lanzar la caña, el anzuelo cae, *plof.* Unas hondas en el agua. La quietud, el silencio. Se hace tarde. Ya no hay sol, pero llevo gafas y sombrero. Los movimientos de retirada son pausados y más pesados, como si me hubiera metido yo misma dentro del agua con la ropa puesta, en un último intento de pescarlos. Nada. A ver mañana.

Cuando mi madre murió me obsesioné con los cadáveres. Quería saber qué les pasa cuando los entierran. Si los gusanos entran por la nariz, por ejemplo, o si deciden antes comerse los ojos para luego posarse ahí, gordos, a descansar en esas cunas hechas a medida solo para ellos. Para quién si no; mi madre ya no mira. Ya no me mira.

Hay una ilustración que se hizo viral, que también estudié a conciencia, y que muestra la descomposición y putrefacción de un cadáver. Yo la intentaba imaginar así, deteniéndome en todas las etapas del proceso; quería perderle miedo a la muerte, pero solo hizo que me obsesionara más.

A mi madre no la enterramos. No quiso. Yo tampoco lo quería especialmente. Mi madre no acostumbraba a seguir las normas y donamos su cuerpo a la universidad. No fue como entregar un paquete, un mensajero que te llama y dice: «Tenemos un paquete para usted, ¿me abre por favor?», aunque yo me lo imaginé así cuando se la llevaron del hospital de madrugada. «Aquí tiene el cadáver número ochenta. ¿Me enseña el DNI?

Ajam. Firme aquí. Gracias». «Pero, ¿estará bien?». «Señora, yo solo soy el mensajero. Que tenga un buen día».

Mi madre quiso donar su cuerpo a la ciencia, al menos eso decía un papel que firmó cuarenta y ocho horas antes de morir. Una idea muy meditada o parte de su torrente de alucinaciones; nunca lo sabremos. Pero respetamos su voluntad. Con los deseos de un moribundo no se juega.

Me perturba la incógnita: dónde está el cuerpo de mi madre. Puede estar descuartizada en una bolsa de basura. Un día, mientras comíamos, mi hermana me preguntó: «¿Dónde crees que está ahora?». Le dije: «¿Te refieres al infierno?», miré abajo riéndome a medias. Me dijo: «No, ¿dónde está? La habrán enterrado, ¿no? O sea, ¿los llevan a algún sitio después de estudiarlos? ¿Los queman?», y me miró fijamente, necesitaba con urgencia que yo diera con la respuesta correcta. Entonces pregunté: «¿Hicimos mal? Debíamos haber tenido un sitio para ella, teníamos que haberle hecho un agujero. Ahora no tenemos un sitio y es importante tener un sitio. ¿Si no, cómo nos vamos a acordar?».

La conversación me puso nerviosa, me hizo pensar en su cuerpo, en el cuerpo de mi madre, como no lo había hecho antes: en su hígado, en sus intestinos, en sus huesos... en todo lo que no se abraza, en todo lo que me quedó por ver. Me preocupaba e intrigaba al mis-

mo tiempo qué fue lo que vieron en su interior los estu-
diantes de medicina; secretos ocultos en sus entrañas,
algún mensaje en los huesos. Me gustaría saber quié-
nes fueron, llamarlos. Me perdí esos detalles. Intento
no pensar mucho en ello, pero ahora mi pensamiento
incidente cuando me voy a dormir siempre es que ellos,
y no yo, fueron los últimos en ver a mi madre.

ME OBSESIONÉ con la muerte. Quería entenderla, aunque me diera muchísimo miedo, por ejemplo, pensar en el acto mismo de morir. Mi reacción, en esos casos, era totalmente física: un pequeño mareo precedido de unos sudores fríos y, sobre todo, el vértigo, como si cada vez que pensara en la muerte de mi madre —y en la mía— sacara la cabeza por la ventana de un décimo piso.

Me leí *Historia de la muerte en Occidente. Desde la Edad Media hasta nuestros días*, de Phillippe Ariès. Necesitaba una bibliografía especializada para entender lo que estaba pasando. No sé si llenar la ausencia con conocimiento tiene mucho sentido, pero tenía muchas preguntas y muchos miedos que quería arrancarme. La lista que hice era larguísima, a día de hoy la sigo teniendo. Un día fui a la biblioteca a por el libro *Fiambres: La fascinante vida de los cadáveres*, de Mary Roach. Acostumbraba a leerlo en casa; no me imaginaba llevándolo en el autobús de camino al trabajo. ¿Qué iban a pensar de mí los otros pasajeros? Tal vez que yo era una asesina en serie que siempre saludaba.

Me obsesioné con el duelo. En *El año del pensamiento mágico*, Joan Didion escribe: «Te sientas a cenar y la vida que conocías se acaba». Se acaba, no vuelve nunca más, pero te acuerdas. Recuerdas todo lo que viviste de forma menos nítida cada vez, porque pertenece a otro tiempo, como si fuera la vida de otro, y eso te duele, te entristece y puede acabar contigo. Esa vida no vuelve, ella tampoco. Parece que el sufrimiento no tiene fin, la herida se agranda con los dedos. Un poquito más cada día. No sé si eso es parte del duelo. Tengo la sensación de que el duelo no se acaba nunca; que es insaciable, que es la única ruta, que es la peor, pero que no hay otra salida. Hay que pasar por ahí, aunque tengas miedo a que haya animales que no reconozcas y te devoren. ¿Qué hay al otro lado? No sé si va a gustarme. ¿Hacia dónde hay que ir? Faltan carteles de neón para las que hemos perdido a alguien.

Desde que mi madre no está la luz es diferente, sobre todo en verano. No se filtra a través de la persiana, no forma puntitos en la pared de gotelé. La arena no quema en las plantas de los pies. No hay uf, uf, y a correr, atravesar dunas hasta llegar a un hueco —no abundan, la gente madruga para ir a la playa—, y hacer el agujero para colocar la sombrilla y poner un pie encima del otro para aguantar el calor. Pues mete los pies en el mar, corre. Pero antes ven aquí, que te dé la crema, ni se te ocurra quemarte, ¿me has oído? Huele a Nivea, soy de escayola. El agua se va a llevar la crema. Dale un mordisco a la nectarina, que tiene vitaminas, para que no te den calambres mientras nadas. Llego a la orilla, pero no hay agua.

«Si queréis os cuento cómo pasó todo, no os lo vais a creer», les digo a mis compañeras de trabajo. Me río. Sus caras me dicen que esperan el relato con ansia, con un poco de pudor también; no ríen, no podrían reírse de un muerto, de mi muerto, como lo hago yo. Eso es inhumano.

Los ojos salientes, desconcertadas, la comida en el *tupper*. Se detiene todo menos mi voz: la cuchara a medio camino, entre la boca abierta y el cuenco de cristal, en suspensión, la crema de calabaza va cayendo poco a poco. Hace frío en el comedor, y más frío que va a hacer.

Cuando hablo de mi madre estoy cómoda, vuelve cada vez que hablo de ella. El lenguaje puede. Es una simulación. Tras escucharlo, se quedan en silencio, no saben qué decir. Lo he relatado tantas veces... el guion permanece en mi cabeza, con alguna variación, desde la primera vez. Suelo empezar así: «Mi madre tenía cáncer, pero no nos lo dijo». Ahora soy yo la que observa.

Salgo de la habitación. Subo las escaleras riéndome, como si lo que acabara de contar fuera una anécdota de un desconocido, un chiste, una ocurrencia, un disparate. ¿Cómo se *empalabra* una ausencia? ¿Cómo se habla de algo que estuvo pero ya no está? ¿Se le puede dar forma? Hablo de ella en pasado, no me consuela. *Antes.* Antes de la tragedia. Antes del grito —¿gritó alguien?—. Hace siete años se fue. Se fue. No sé decir a dónde. La vida me queda grande, dos números más grande. «Pon algodón en la punta del zapato». No, no funcionará. No quiero hablar. No quiero hablar. Quiero hablarle a ella. «Háblale». *Ama*, no sé hacer esto sin llorar.

De noche, mi corazón se desboca. Sale y entra de la carne cuando quiere. No tengo ningún tipo de control sobre él. Yo creo que sale a buscar a mi madre y luego vuelve, rendido, porque no la encuentra. No quiere jugar al escondite, no quiere que la encuentren los demás. Mientras, yo lloro, me deshago en sudor. Empiezo a sollozar y me tapo la boca porque no quiero que mi padre me oiga; un grito sí lo toleraría, pero el llanto no, nunca. En nuestra casa lo primero que se dice cuando una mujer llora es: «No llores. No llores, que te pones fea».

Subo la persiana y abro la ventana; de noche hay que tener más cuidado, alguien podría despertarse. Saco la cabeza para que los de fuera me escuchen; instintivamente miro abajo, intento calcular la caída, si el golpe me dolerá o si algún pájaro podría socorrerme. En la calle: un insomne paseando a su perro, jóvenes desincronizados respecto al tiempo de los demás, un hombre que grita desde un banco que apaguen las farolas, que no puede dormir con tanta luz.

No creo que mi llanto sea muy diferente al del resto.

HABÍA NOTADO que empezaba a sentir menos. Se lo dije a mi mejor amiga: «No siento igual que antes; no hay intensidad». «¿Cómo?», me soltó, preocupada. «Es como si mi depósito de emociones se hubiera vaciado después de su muerte. Está como a la mitad, y no puedo llenarlo más». Nos quedamos calladas. Rápidamente cambié de tema.

Esa noche, al llegar a casa, lloré porque pasaban los días —los años— y yo seguía sin poder sentir de forma plena. Quizá la enterré junto a mi madre. Esa plenitud, digo. Busqué en Google: «Cuando alguien se muere pierdes capacidad de sentir». Añadí «cercano». «Cuando alguien cercano se muere pierdes capacidad de sentir», como si eso pudiera cambiar el resultado. No encontré nada.

Nos HEMOS olvidado de ella: hemos quitado un cubierto de la mesa, no hay ropa en su armario —uno vacío es peor que no tener uno, porque que no haya ropa significa que antes la hubo. ¿Deberíamos deshacernos del armario también?—.

—Buenas tardes, queríamos reservar una mesa para cuatro.

—Vaya, sois uno menos.

—Sí.

«[SMS] ¡Estimada clienta! Tiene usted un descuento del 25% durante toda la semana.

Solo tiene que enseñar este mensaje en la tienda. Cuidamos a nuestras clientas».

No va a poder ir.

—Buenos días, queríamos hablar con...

—No está.

—¿Cuándo volverá?

—Nunca.

HE OLVIDADO a mi madre. Soy incapaz de recordar cómo sonaba su voz. Siento rabia por haber perdido la capacidad de imaginarla: no me acuerdo de cómo vestía, de cómo lloraba, de cómo sonreía. El recuerdo siempre es impreciso, pero ¿tanto? El recuerdo es el premio de consolación. Gracias por participar. Morir significa morir.

Me despierto por la noche, sueño con la tierra, con mi madre muerta. Me habla. Y yo también le hablo. Está pálida, y su cuerpo de perfil no ocupa más que el grosor de un folio. Parece que levita. Si te acercas, corta. No está enterrada, solo ocupa un agujero; uno que no es suyo porque el nombre que sale en la lápida es otro; no sé quién es, pero le han robado el sitio.

—¿Por qué te has metido aquí?

—Cuidado, no te caigas, chiqui.

—Este no es tu sitio, *ama*. Ven conmigo.

Mi madre sonríe. Es una mueca. Se le cae la boca.

—*Ama*, venga, se está haciendo de noche.

—…

—¿Sabes quién soy?

—Claro.

—*Ama*, te quiero.

—Y yo, chiquitica.

—…

—No falta mucho, chiqui. ¿Estás preparada?

—No.

—…

—¿Me abrazas?

—No puedo. ¿Te acercas tú?

—Claro.

Joan Didion escribe: «La gente que ha perdido hace poco a un ser querido tiene una expresión peculiar que tal vez solo reconocen quienes han visto esa misma expresión de vulnerabilidad extrema, de desnudez, de indefensión». ¿Cómo me están viendo los demás? A veces voy por la calle y me detengo en cada rostro para hacer *match*. «Es la expresión de quien sale de la consulta del oftalmólogo a plena luz del día y con las pupilas dilatadas, o bien de alguien que lleva gafas y de pronto le obligan a quitárselas». ¿Dónde están los *sinmadre*?

Le dije a mi psicóloga que me habían arrebatado a mi madre. Ella me aseguró que nadie me debía nada, que la vida no me dijo que mi madre viviría para siempre. Cogió unas tijeras que tenía a mano —metálicas, brillantes— y con una delicadeza que crisparía a la persona más sosegada del mundo, me cortó el llanto. Me enfadé. No tenía nada a lo que aferrarme, la liana había caído, inservible. A mí nadie me había preguntado si quería que mi madre muriera.

«Creo que, hacia el final, sí que quise que muriera. Y cuando pienso en eso me siento mal», confieso. «No querías que ella se muriera, querías que dejara de sufrir», dice mi psicóloga. «El resultado es el mismo», contesto. «No. Tú no querías deshacerte de tu madre, tú lo que querías era acabar con su sufrimiento», sentencia ella.

Lo tuve enfrente. Lo quise matar. Necesitaba cortarle la respiración. Pero no tenía manos para ahogarlo.

Los BRAZOS de mi madre no son como los brazos de los maniquíes; no son ortopédicos, de plástico, son más bien lazos, lazos de carne que envuelven un cuerpo —el que sea, pero mayoritariamente el mío—; a veces con suavidad, otras con ímpetu.

Los brazos de mis amigas tampoco son como los de los maniquíes; son, de hecho, parecidos a los de mi madre.

La primera noche sin mi madre descansé. Era como si no tuviera que llevar sobre mis hombros una cabeza que en los últimos días había girado, girado y girado a gran velocidad y sin parar, todo esto con una música estridente de un tiovivo, *tiroriroriro*, esa música que nos advierte de algún peligro, ojo, a ver si los caballitos van a salir disparados y te vas a desnucar; ojo, a ver si te vas a caer y darte un coscorrón.

Me metí en la cama y pensé: Qué a gusto, están frías. Es como si no hubiera muerto nadie.

El lamento me mantiene alerta. Me hace no olvidarla. Si la olvido, aunque sea por unos segundos, estoy fallándole. Si me río, en fin, es peor si me río.

Una tarde, había quedado con mis amigas y una de ellas contó un chiste. Me reí a carcajadas. Mis amigas me miraron como si estuvieran viendo a una desconocida, como si estuviera fuera de mí. Lo estaba. De verdad que no podía parar de reír. Creo que fue el día en que le quité el tapón al lavabo. El día que me permití reír como no lo había hecho desde que murió mi madre. Terminé llorando, porque el permiso es para un rato. Luego llega la culpa.

De repente perdí el derecho a pasármelo bien, a reír, a tener buenos pensamientos, a la alegría. Cargaba con mi madre para siempre. Recuerda que no te puedes reír, bonita, que se te ha muerto tu madre.

UNA NOCHE no pude llorar. Había pasado un día muy triste, notaba que el llanto iba subiendo poco a poco hasta la cabeza. Pensé en esperar hasta la noche; lo pospuse. No quiero llorar delante de nadie. No lo quiero hacer en el trabajo, ni con mi pareja, ni con mis amigas. Lloro mejor por las noches; no hay ninguna barrera, el espacio se abre como un cielo. Me tapo con las sábanas, así ahogo el sonido.

Así que después de cenar, me metí en la cama. Había programado en la agenda que había que llorar; hacía tiempo que no lo hacía y se me había acumulado el llanto entre el esófago y la faringe. Lo he tenido que mirar en internet. Los nombres, no los sé. Pero sé decir dónde me duele. Aquí, digo señalándome con el dedo. Aquí, por donde antes pasaba la saliva y ya no.

Aquella noche intenté llorar de forma desesperada; abriendo la boca y apretando mucho los puños para romperme. Tensé las piernas. Me mantuve en esa posición unos segundos pensando en mi madre. Intenté recordar cómo me abrazaría ella si estuviera viva; la imité rodeando mi cuerpo con los brazos. No funcionó. Me abracé como si mi madre estuviera muerta. Sentí dolor. Entonces, abrí más la boca como si pudiera así empujar el llanto, las lágrimas. No pude sacar nada. Tenía dolor de garganta. Dolor entre el esófago y la faringe. Aquí, digo señalándome con el dedo. Aquí, por donde antes pasaba la saliva y ya no.

—Para llorar hay que estar bien. Llorar requiere una fuerza que no tengo.

—Te vas a tomar unas pastillas que te voy a recetar —me dice un señor con bata blanca—. Para que estés más contenta, ¿vale?

—Vale.

Cuando tengo miedo, a mí la ropa me queda pequeña. El miedo crece tanto dentro como un bizcocho en el horno. Me gustaría mirarlo desde fuera —a través de un cristal, por ejemplo— para que no pueda tocarme. El miedo es un balón enorme en una habitación minúscula.

Escribirle a mi madre es como cantar con los ojos cerrados perdón escribirte es como cantar con los ojos cerrados *ama* como cuando cantamos la de La Oreja de Van Gogh que tanto te gustaba *La chica del gorro azul* tú y yo nunca fuimos a karaokes pero la cantábamos a dos voces en la cocina cuando tenía que hacer la tarea ¿te acuerdas? «de melocotón se inventó una historia el sol para darle a tus mejillas su color fue la juventud la que con su gorro azul te llevaba en bicicleta por el monte Urgull hoy te vuelvo a ver hoy te vuelvo a ver» del coro me encargaba yo «tú sigues siendo un recuerdo aquel que una vez bailó conmigo un rato y se fue y se fue» otra vez yo «tutu-turututu-tutu tutu-turu-tu tu-turu-tu tu-turu-tu tu-turu-tu» me salvaba estar en la cocina contigo era mi búnker allí no entraba nadie no lo permitías cerrabas la puerta y nadie podía entrar ni para beber agua mis hermanos querían espiarnos pero no les dejabas ese espacio era nuestro y eso mismo intenté construir yo en el hospital para ti un karaoke en el que pudiéramos cantar lo que quisieras *ama* pero no podías ¿verdad que no? ya no podías cantar pero sí que escuchabas todavía no se te habían cerrado los oídos escuchábamos los pájaros y el taladro porque el hospital estaba en obras seguramente estaban ampliando el pabellón de oncología porque éramos muchos allí el taladro no te gustaba por eso cuando te entraba el frío me decías chiquitica cierra la ventana que no me gusta y yo te preguntaba si querías que te leyera y a veces te leía solo dos frases porque enseguida te dormías y hacías unos ruidos un poco raros creo que salían de la nariz pero tampoco lo puedo jurar porque los últimos días tu cuerpo hacía cosas muy extrañas y bueno estabas muy cansada todo el rato pero cómo no ibas a estarlo tenías un cáncer que creció dos veces empezamos con la quimio un seis de julio no me voy a olvidar nunca de esa fecha fueron los peores sanfermines bueno los peores no los peores son desde que no estás tú claro pero en los sanfermines de 2017 nunca se me va a olvidar tu cara de pena por perderte las fiestas de tu ciudad pero sobre todo porque te las ibas a perder para siempre porque cuando empezaste la quimio tú ya sabías que te ibas a morir porque dijiste para qué hago esto bueno seguro que te quedaba un poquito de esperanza si no no empiezas algo así o igual era que querías que viéramos que no tirabas la toalla bueno *ama* nadie te lo hubiera echado en cara porque el cáncer es una mierda y bastante hiciste bastante aguantaste porque a esta enfermedad se le aguanta se aguantan los embistes como embisten los toros en los encierros que veías por la televisión de la cocina aunque ese año no vieses ninguno pero bueno por lo menos nos vestimos de blanco y leíamos en la cama juntas por la noche como si estuviéramos en un club de lectura pero un día dejaste de ver bien entonces ya decidí que iba a leerte luego me pediste una cosa muy rara un mes antes de morir porque esto va muy rápido no me estoy saltando ningún punto esto es así un día estás leyendo y al otro ya no respiras y ese día me acuerdo de que me pediste que te hiciera preguntas del trivial porque querías ejercitar tu cerebro y yo me quedé a cuadros pero saqué las tarjetas los quesitos no así que te hice preguntas algunas las contestabas a la primera sobre todo las de geografía e historia las azules y las amarillas menuda *crack* se te atragantaban las de deportes las naranjas en esas tardabas un poquito más te veía esforzarte y yo pensaba que no merecía la pena pasar por aquel examen como si a los que van a morir tuvieran que examinarlos para ser aptos para morir ahora entiendo por qué lo hiciste notaste los tumores en el cerebro la enfermedad se estaba expandiendo y te quisiste probar hasta qué punto había llegado El Mal ¿no? te conozco seguro que lo hiciste por eso ahora pienso que no fue una tontería querías ser consciente de tu hundimiento eso es muy duro y yo no me

di cuenta yo solo hice lo que me pediste y guardé las
tarjetas y empecé a leerte un libro que sigue aquí en la
estantería ¿sabes? a veces le quito el polvo a la estantería porque es muy importante para mí es la estantería
que encargaste un mes antes de morir porque querías
que yo la tuviera en mi habitación de pared a pared y de
arriba abajo aquí caben muchos libros aquí cabe todo
tu amor por mí y también por la literatura y estoy tan
agradecida pero decía que ese día te leí un libro que
nunca acabamos yo tampoco después de que te fueras
no lo volví a coger me ha pasado con muchos pero aquí
siguen no podría deshacerme de ellos a veces los cojo y
veo que en muchos está escrita tu firma en la primera
página y entonces abrazo el libro se me caen algunas
lágrimas intento abarcar así todo lo que me diste todo
en uno como si fuera una explosión pero no me acuerdo de casi nada no me acuerdo de muchas cosas en mi
cabeza casi no tienes rostro no lo recuerdo espero que
sepas perdonarme recuerdo algunos momentos cuando te sentabas en la silla de la cocina y cuando me espe-
rabas en la puerta cuando volvía a casa pero cuando
abres la boca no escucho nada porque cuando intento
invocarte me quieres hablar o sea abres la boca pero yo
no recuerdo tu voz y es doloroso y mira que me has
dicho muchas cosas en mi vida eh sobre todo cosas bonitas palabras de aliento de amor si supe salir adelante

fue por ti y ahora no soy capaz ni de escuchar de nuevo tu voz tenía que haberte grabado tenía que haberte grabado porque yo tenía una grabadora que he perdido pero ojalá encontrarme una carpeta que se titule *ama* hablando porque es lo que necesito ahora necesito que me hables y me cuentes qué tal y me preguntes a mí qué tal y poder contarte que estoy avanzando dando pasitos cortos que me hubiera gustado mucho dar esos pasitos contigo porque tú siempre me decías que para atrás ni para coger impulso no te voy a engañar se me hace difícil seguir adelante y eso que tengo muchas cosas por las que estar feliz me gustaría contarte por ejemplo que ahora soy editora no me lo creí al principio pero fíjate aquí estoy *ama* editando los textos como hacías tú con los míos tú no sé si te acordarás de que además de periodista quise ser escritora y lo intenté con un texto que nunca viste publicado y a mí eso me pesa mucho porque sé que te hacía ilusión verlo en las librerías y en las bibliotecas siempre he pensado que si yo escribía un libro iba a dedicártelo iba a poner una cosa muy simple como a mi madre o a mi *ama* pero esto que te estoy escribiendo este texto largo que no quiero acabar porque acabar significa morir que tú mueras de nuevo y yo no quiero pasar por ello otra vez entonces esto es como una dedicatoria larguísima me dicen tienes que decirle todo y me preguntan algunos qué quieres decirle y yo pienso que tengo bastante claro lo que quiero decirte llevo siete años pensando este discurso que a veces te hablo *ama* y eso a la gente puede sonarle un poco raro a mí también al principio pero es una cosa que me ayuda o leerte en voz alta porque mi psicóloga dice que te llevo dentro que estás aquí no como me gustaría eso es cierto porque lo que realmente quiero es una presencia de carne y hueso pero ya sé que eso es imposible eso no lo vas a tener me dice mi psicóloga pero eso no significa que no pueda estar presente que lo está y eso también lo estoy aprendiendo *ama* estoy aprendiendo a comunicarme contigo me acuerdo una vez que cuando expliqué que a veces te hablaba fui concreta dije que no utilizaba el tablero de las ouijas yo solo utilizo mi voz ahora me hace gracia esta ocurrencia supongo que asusté un poco a la persona que lo escuchó pero es verdad que te leo mucho y bien alto para que te llegue ¿sabes *ama*? me doy cuenta de que todo esto ha nacido para no perderte otra vez por eso prefiero dejarlo suspendido en el aire ¿crees que quedará bonito? Ya sé que las cartas se acaban y que se les pone el punto final *ama* si alguien me ha enseñado a escribir eres tú ¿recuerdas cuando me hacías copiar los libros de Manolito Gafotas? decías que era para mejorar mi letra pero sobre todo para que aprendiera nuevas palabras también copié el diccionario pero no llegué a la Z no sé si he aprendido tanto tú sabías un montón no solo las respuestas del trivial tenías muchas referencias en la cabeza y se las terminó comiendo el tumor pero algunas me las transferiste están a salvo *ama* las estoy cultivando y compartiendo así tu conocimiento está en otras personas pero sobre todo está en mí y eso es una manera de llevarte conmigo ¿no te estarás cansando verdad? no te preocupes hacemos un parón te llevo de la mano como cuando yo era pequeña y me llevabas y me decías vamos a merendar me acuerdo de la chocolatina que le metías al bollo suizo era la mejor merienda del mundo ahora cada vez que voy a una cafetería localizo primero las chocolatinas y luego los bollos y no los pido pero al menos constato que los siguen vendiendo porque no quiero olvidarte quiero que estés en todos los sitios que no te agotes aunque creo que estoy perdiéndote las sensaciones las mantengo pero con los años te estás desdibujando eres un borrón me acuerdo de cosas sueltas como de tus piernas flacas o que eras pequeña y del andador que utilizabas después de que te operaran de la cadera y te pusieran una prótesis porque el hueso había desaparecido tengo un video que demuestra todo esto que te digo porque yo salía todos los días contigo a andar era como enseñarle a andar a una niña dimos los primeros pasos con la cadera nueva cuánto te costó superar el miedo y qué poco te gustaba que te grabáramos pero bueno ahora te puedo ver desde atrás con tu mítico jersey rosa y un pantalón gris de chándal y al final del vídeo casi se te ve la cara y se te oye un pelín porque en el vídeo te giras y le estás diciendo a tu otra hija que anda que ya le vale que ya te imaginabas que estaba grabando ahí se termina el vídeo también te recuerdo en silla de ruedas y me acuerdo de lo mal que están las calles de la ciudad tenías un miedo atroz a volcar y a veces es verdad también te pienso en el hospital tapada con la sábana a punto de morir recuerdo tu pelo y tus agujeros de la nariz creo que es lo que más recuerdo pero tu piel era áspera o suave? ¿cómo eran los besos que me dabas? ¿los abrazos? ¿los gestos? tu sonrisa no la veo qué agobio me da cuando me pasa esto a las personas que me rodean les digo que tengo este vacío un vacío donde no encaja nada te voy perdiendo cachito a cachito y eso me molesta a veces pienso que no lo estoy intentando lo suficiente o que no me estoy esforzando y realmente es una mierda cuando ocurre y sé que cada vez irá a peor no me gustaría llegar a olvidar tu existencia porque tú has sido la persona más importante de mi vida y fíjate que te estoy olvidando por eso muchas veces miro las fotos para acordarme de tu cara y eso que no tenemos muchas porque no te gustaba sacarte fotos y cuando las miro me digo ya sé cómo eras y ahora he decidido dar un paso más he decidido escribir esta carta estoy creando con las palabras una salida anudando ropa para huir por la ventana aquí es demasiado pronto para olvidarte te prometí que te recordaría las veinticuatro horas del día de hecho dije bromeando en tu lecho de muerte que serían veintiséis horas ahora no sé por qué al escribir escucho de fondo sin darle al *play* canciones de cuna, de navidades o de misa ahora por ejemplo tengo *Mesias sarritan* en la cabeza «*haurtxo txikia askan dago amak esan dio lo egiteko baina haurtxoak begiakin esaten dio ama ezin*»* y no tiene ningún sentido porque no hemos sido creyentes y solo hemos ido a la iglesia cuando alguien se casaba o se moría también fuimos cuando te moriste tú de esto no te has enterado y es bastante gracioso porque tú no querías que te hicieran una misa pero dijiste que había que hacerla por *aita* porque él es creyente e iba a necesitar ese espacio los funerales son para los que se quedan dijiste y tengo que darte la razón nunca piensas que vas a estar en el funeral de tu madre aunque es lo más probable a los que me dijeron ahora está en un lugar mejor no se me ocurre un lugar mejor que a mi lado la verdad pero bueno supongo que para ellos tiene sentido para mí no

---

* «El niño pequeño está en la cuna. Su madre le dice que duerma, pero el niño, con los ojos, le dice que no puede».

80

y creo que para ti tampoco en tu funeral yo no me comí la hostia pero mis hermanos sí yo sinceramente no me levanté y mi hermana cuando se puso a mi lado después de arrancarle con la mano la hostia al cura se rio y me dijo muy bien hasta el último momento fiel a *ama* y yo sonreí supongo que lo hice porque sentí orgullo creo que hasta guiñé un ojo como si me estuvieras mirando en ese instante o igual me lo he inventado y lo mejor es decir que quise guiñarte un ojo en un gesto de complicidad porque hasta en tu funeral pensé ojalá esté *ama* aquí y claro que estabas pero yo quería que estuvieras del lado de los vivos ¿entiendes? Bueno pero no solo en tu funeral ahora cada vez que hago algún viaje por ejemplo pienso ojalá llegar a casa y poder contártelo o poder llamarte y decirte cosas como te las decía antes ahora me falta tu voz pero no te olvido *ama* y no quiero que la gente que no te conoce te olvide es extraño pensar eso lo sé pero realmente es lo que siento a veces tengo miedo *ama* siento que me has abandonado demasiado pronto pero no te mereces este pensamiento creo que solo es una forma de aceptar tu ausencia yo no estaba preparada para que tú faltaras me hice ilusiones siento mucho todo el dolor y el sufrimiento que pasaste perdona todas las veces que me enfadé por estar triste o por estar más negativa tú lo decías muchas veces no sabéis qué es esto y tenías razón yo solo sé que me he quedado sin madre sin mi persona favorita ahora no sé por qué me he acordado de las veces que estudiábamos latín juntas y cómo traducíamos juntas los textos de Julio Cesar y Virgilio nos entendíamos a la perfección creo que es uno de los momentos más bonitos que guardo si pienso en toda la felicidad que me has dado y pienso también en las cosas que he hecho sin ti me hubiera gustado mucho seguir dándote la mano por ejemplo o mirarte a los ojos y sonreírte que era una cosa que hacíamos mucho has sido todo para mí qué pasada poder sentir plenamente así por una persona ¿verdad? es como si te hubieras quedado con todas las palabras bonitas *ama* menos mal que me las susurraste antes de irte las tengo yo tranquila las estoy guardando bien ahora quiero decirte cosas importantes como si me hubiera ido de vacaciones y te mandara una postal primero pondría la fecha y luego ya empezaría a escribirte las cosas que he ido haciendo las personas que he conocido y creo que ahora mismo si pusieras la oreja mientras te sientas en una de las sillas de la cocina fumando un cigarro te gustarían de veras por ejemplo creo que te pueden hacer ilusión estas cosas que son pequeñas me pongo ropa de colores llevo el reloj que me regalaste escucho ABBA escribo a mano sin mancharme de tinta leo en voz alta y compro castañas en otoño como si te las pudiera llevar a ti pero luego me las como yo tranquila que no las tiro ni las dejo guardadas como si fueran el trofeo de un muerto también estoy leyendo a Agatha Christie es un reto de lectura que estoy haciendo y tú eres la principal culpable porque llegaste a leer todos los libros publicados por Christie y yo quiero hacer lo mismo quiero hacerlo porque eso de alguna manera me hace estar más cerca de ti o acordarme más a menudo y luego ya sí que pasaría a contarte las cosas más grandes por ejemplo tienes tres nietas muy simpáticas que dicen *amona* Edurne y lo dicen como invocándote me hace un poco de gracia la verdad porque ninguna de ellas te ha conocido pero pronuncian tu nombre como si estuvieras presente bueno sigo *aita* está bien no envejece a pesar de que vaya cumpliendo años ya tiene ochenta y cinco de verdad tengo yo más dolor en las articulaciones que él es increíble bueno al final por la edad está perdiendo poco a poco los sentidos se está quedando un poco sordo y tiene los ojos regular pero eso con la medicina se puede arreglar todo esto te lo comento en esta especie de postal porque te recuerdo siempre que puedo *ama* no lo dudes estás en todo a veces sueño que vuelves pero creo que es porque hago mucha fuerza y al final sales de algún sitio no me preguntes cómo lo hago no seré yo una maga la verdad es que te echo de menos y a veces eso es una mierda y raspa como solías decir tú utilizabas

mucho el verbo raspar como sinónimo de doler bueno
lo que quiero decirte es que dejaste de hablar demasiado pronto *ama* pero yo no lo haré nunca lo de hablarte
eh lo de morirme sí algún día pero no hoy bueno buenas noches *ama* te quiero y yo sé que tú también

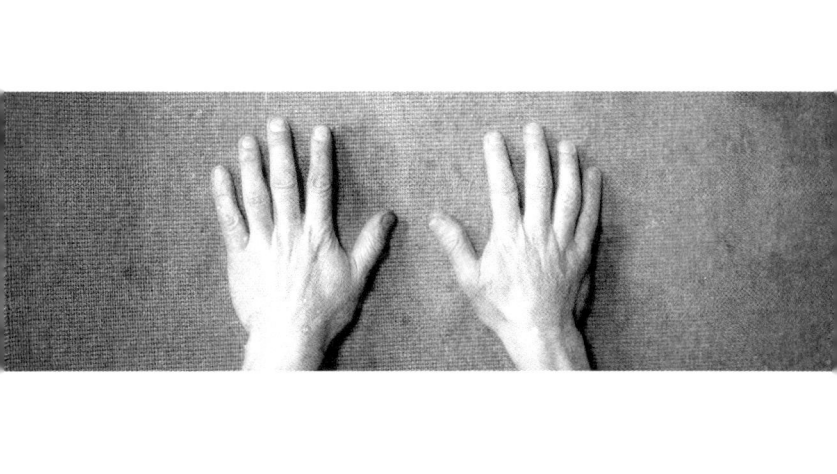

AGRADECIMIENTOS

Ama, quiero que sepas que estoy muy bien rodeada; te sorprendería saber cuántos ojos han pasado por estas líneas. Quiero agradecer todo el apoyo y el tiempo que han dedicado a ayudarme con el texto, a mejorarlo y a acompañarme mientras no estaba escribiendo.

Irati Iturritza e Irati Jimenez: gracias por la primera lectura, por la edición, por el cariño.

Mil gracias por el apoyo y por los consejos: Iosune Sarasate, Izar Etxeberria, Edurne Mugarza, Ainara Sagardoi, Iruñe A. Larunbe, Carmen Pérez, Pepi Aizpuru, Idoia Gonzalez, Haritz Larrageta, Itziar Aranguren, Ioana Etxezarreta, Aintzane Larrañaga, Irati Agirre, Elena Egino, Ane Camara, Irati Zubia, Oihana Etxebarrieta, Carla Arce, Uxune Martinez, Koldo Garcia, Iratxe Gaztañaga, Javi Osuna, Leire Bilbao, Angel Erro, Harkaitz Cano, Nerea Loiola, Itxaso Martin y Leire Lopez.

Gracias a mi familia. Y a mi familia de Erein.

Julián: muchas gracias por la oportunidad; muy agradecida a Pepitas.

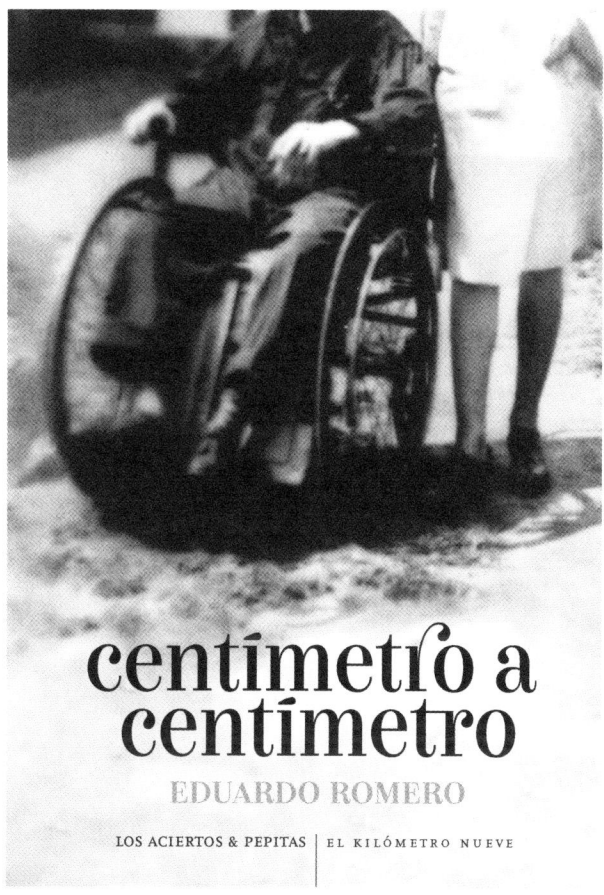

centímetro a centímetro

EDUARDO ROMERO

LOS ACIERTOS & PEPITAS | EL KILÓMETRO NUEVE

«Eduardo Romero nos ofrece un instante de verdad absoluta, despojada de artificios. Un relato certero e implacable con el que nos abre la puerta a un microcosmos de gestos que se repiten, de odiseas cotidianas, de días idénticos a otros, y nos enfrenta a su fragilidad y su crudeza». —ELVIRA VALGAÑÓN